RECHERCHES

SUR LES

EAUX MINÉRALES THERMALES

DE

ROYAT

(PUY-DE-DOME),

Par le docteur NIVET,

MÉDECIN-INSPECTEUR DES EAUX DE ROYAT ET DE SAINT-MART,

Professeur adjoint à l'Ecole préparatoire de Médecine et de Pharmacie de Clermont,
Ancien Interne en Médecine et en Chirurgie des Hôpitaux de Paris,
Membre titulaire de l'Académie des Sciences, Belles-Lettres et Arts de Clermont,
Membre honoraire de la Société Anatomique de Paris,
Membre correspondant des Sociétés Médico-Chirurgicale et Médico-Pratique de Paris,
Médecin des Epidémies de l'arrondissement de Clermont,
Membre corresp. de la Société d'Hydrologie médicale et de la Société médicale d'Emulation de Paris,
Membre correspondant des Sociétés de Médecine de Hambourg et de Dijon, etc.

CLERMONT-FERRAND,

IMPRIMERIE DE THIBAUD-LANDRIOT FRÈRES, LIBRAIRES,

Rue Saint-Genès, 19.

1855.

RECHERCHES

SUR LES

EAUX MINÉRALES THERMALES

DE

ROYAT

(PUY-DE-DOME),

Par le docteur **NIVET**,

Médecin-inspecteur des eaux de Royat et de Saint-Mart,

Professeur adjoint à l'Ecole préparatoire de Médecine et de Pharmacie de Clermont,
Ancien Interne en Médecine et en Chirurgie des Hôpitaux de Paris,
Membre titulaire de l'Académie des Sciences, Belles-Lettres et Arts de Clermont,
Membre honoraire de la Société Anatomique de Paris,
Membre correspondant des Sociétés Médico-Chirurgicale et Médico-Pratique de Paris,
Médecin des Epidémies de l'arrondissement de Clermont,
Membre correspondant de la Société d'Hydrologie médicale
Et de la Société médicale d'Emulation de Paris,
Membre correspondant des Sociétés de Médecine de Hambourg et de Dijon, etc.

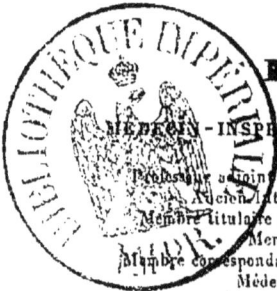

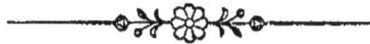

⁂

CLERMONT-FERRAND,

IMPRIMERIE DE THIBAUD-LANDRIOT FRÈRES, LIBRAIRES,

Rue Saint-Genès, 10.

1855.

RECHERCHES

SUR LES

EAUX MINÉRALES THERMALES

DE ROYAT

(PUY-DE-DÔME).

———————

Dix ans à peine se sont écoulés depuis que des sources thermales, utilisées autrefois par nos ancêtres, ont été trouvées dans un communal appartenant au village de Royat, et déjà les guérisons obtenues ont été assez nombreuses pour nous autoriser à placer les thermes qu'elles alimentent parmi les établissements les plus importants de l'Auvergne.

Le petit bassin où sont groupées ces fontaines minérales portait jadis le nom de Saint-Mart ou Saint-Marc ; il est à l'ouest et à deux kilomètres de Clermont-Ferrand, dans la vallée de Tiretaine, dont les touristes ne se lasseront jamais d'admirer la belle végétation, les grottes curieuses, les sources limpides et les magnifiques points de vue.

Autour de l'Établissement thermal le sol se compose de terrains de transport et de calcaires travertins qui s'appuient sur des arkoses et des argiles. Ces derniers dépôts sont eux-mêmes surmontés, du côté du sud, d'escarpements de laves hérissés de pointes et d'inégalités au milieu desquelles sont fixés des bouquets de noisetiers et de chênes qui se mêlent aux grappes dorées de genêts et aux fleurs roses des églantiers.

Vers le nord s'élève la montagne de Chateix que couronnait autrefois le château de Waifre, duc d'Aquitaine. Battu en 768 par les soldats de Pepin, Waifre fut assassiné par un séïde du roi de France et son château fut détruit et brûlé. Les blés incendiés et les débris des tours et des murailles crénelées sont cachés aujourd'hui sous la verdure des châtaigniers, des vignes et des cerisiers sauvages (1).

Au fond de la vallée, les eaux de Tiretaine roulent, bruyantes et rapides, au milieu des digues et des blocs de rochers qui encombrent son lit, pendant que le ruisseau du bief coule paisiblement entre deux rangées d'arbres ou d'arbrisseaux, et fournit à de nombreuses usines un moteur puissant et économique. De vertes et fécondes prairies, dans lesquelles apparaissent çà et là les jolies fleurs bleues du myosotis et les corolles jaunes des renoncules, bordent les rives des deux cours d'eau.

---

(1) L'excavation où l'on trouve les grains de blé brûlé porte le nom inexact de *Grenier de César*.

HISTORIQUE.

Plusieurs historiens ont parlé des sources thermales de Saint-Mart : Belleforest, Audigier, Chomel et Delarbre en ont fait mention ; mais il est douteux que les renseignements laissés par ces auteurs s'appliquent aux anciennes piscines trouvées dans le communal de Royat (1).

Nous croyons au contraire que Jean Banc, qui écrivait en 1605, a fait allusion, dans les phrases suivantes, à ces vieux débris de l'époque gallo-romaine :

Et qui ne voit à Sainct-Marc vne infinité de telles sources froides et chaudes, voyre des bains encores adjencez par l'antiquité qui, en ceste vieillesse et caducité, sont altérez de leur force et vertu ; la négligence des voysins du lieu y ayant laissé mesler des sources froides et douces. Cet auteur ajoute qu'il serait facile *d'arrêter les infiltrations et de réparer ces bains qui marquent estre vne pièce fort ancienne d'employ et qui n'est pas beaucoup ruinée..... Il n'appartenait qu'aux Romains d'immortaliser leur mémoire par l'architecture tant forte et bien cimentée* (2).

---

(1) Ces auteurs se sont uniquement occupés : 1o. De l'ancien établissement thermal de Saint-Mart, qui est situé près de la chapelle du même nom. Ce bâtiment a été presque entièrement détruit par l'inondation de 1855. La fontaine minérale qui se rendait dans les cabinets à bains se jette aujourd'hui dans le lit du ruisseau, au-dessus du moulin de Saint-Victor. 2o. Du bain des pauvres dont la source a disparu après les fouilles de 1843.

(2) La mémoire renovvellée des merveilles des eavx naturelles, en faveur de nos nymphes françaises. Paris, 1805.

L'existence de ces anciennes constructions était oubliée, lorsque la rectification de la route de Royat permit de faire, dans le chemin abandonné, des observations qui mirent sur la voie d'une importante découverte. La neige qui tombait en cet endroit fondait avec une grande rapidité, des dépôts de carbonate de fer existaient dans les fossés du voisinage : ces indices firent soupçonner la présence d'une source thermale ; les habitants de Royat, encouragés par l'abbé Vedrine et par l'ancien maire Thibaud, se mirent à l'œuvre, sous la direction de M. Zani, fontainier à Clermont, et le 22 février 1843, les pionniers pénétrèrent dans un petit bâtiment carré, dont la voûte était largement ouverte. Le reste de l'édifice était bien conservé ; il avait quatre mètres de côtés ; une piscine occupait son centre ; elle était divisée en deux baignoires par une cloison médiane ; plusieurs tuyaux en terre cuite venaient s'y ouvrir ; les uns étaient pleins de sable, les autres perméables laissaient arriver, dans les baignoires, des sources minérales. L'une d'elles, plus abondante que les autres, faisait monter le thermomètre centigrade à + 34°. Une avance permettait de circuler autour de la piscine. La porte tournée vers le nord était soutenue par des montants en lave noire, poreuse et feldspathique. S'il est vrai, comme le prétendent quelques archéologues, que l'emploi de cette dernière pierre de taille remonte seulement au Xe ou XIe siècle, on doit croire que l'abandon de ces piscines est postérieure à l'une des époques que nous venons d'indiquer.

Le 18 mai, une autre construction fort curieuse fut

déblayée ; c'était un massif en béton, carré à l'extérieur, ayant quatre mètres cinquante centimètres de côtés. Dans ce carré était inscrite une cavité irrégulièrement hexagonale, garnie intérieurement d'un banc peu élevé qui en faisait le tour. La profondeur totale de cette piscine était de cent soixante centimètres. Quelques suintements d'eau acidule pénétraient avec difficulté dans ce réservoir, lorsqu'un ouvrier, en frappant un coup de pince, donna issue à une nouvelle source thermale (1).

En détruisant les couches supérieures des travertins placés entre les deux piscines, on vit sortir des sources nombreuses dont la chaleur variait entre $+ 30$ et $+ 33°$ centigrades, elles s'échappaient au-dessous des coupures faites du côté du sud et du sud-est ; leur volume total, en y comprenant celui des sources des piscines, était, en 1844, de 196 litres à la minute.

Mais la plus abondante des fontaines minérales de Royat fut trouvée pendant que l'on creusait, en 1845, un canal destiné à permettre l'écoulement au dehors de l'acide carbonique. Son volume était de 84 litres et sa température de $+ 35°$ centigrades (2).

Après que les piscines eurent été déblayées et la source de la buvette captée, on enferma l'excavation, où se réunissait le reste des eaux, dans un bâtiment de forme

(1) Dans une petite pièce qui existait sous la route, on a trouvé un fût de colonne avec son astragale.

(2) Le volume total des eaux thermales de Royat s'est maintenu à 280 litres par minute, depuis 1845 jusqu'en 1853.

ovale, dont la porte s'ouvrait du côté du nord (1). Des baignoires en zinc, plongées dans le liquide minéral et communiquant avec lui par une large ouverture, permirent de séparer les malades les uns des autres.

Cet établissement, qui prit le nom d'établissement thermal de Royat, contenait quinze cabinets à bains, une piscine divisée en plusieurs loges par des cloisons, et une chaudière servant à chauffer l'eau des douches. Le sol de l'édifice était en contre-bas, ce qui rendait l'aération très-incomplète. La buvette était au-dessous du bâtiment principal, devant la piscine carrée.

En 1845, la ferme de l'Établissement thermal fut adjugée à M. Buchetti-Zani ; un canal fut construit sous la route et conduisit au ruisseau l'acide carbonique et l'eau minérale ; la source principale captée et élevée servit à alimenter les baignoires en pierre qui remplacèrent les baignoires en zinc dont l'eau minérale avait considérablement diminué la solidité en les perforant sur un grand nombre de points (2).

Malgré l'insuffisance de ce bâtiment, un grand nombre de malades est venu chaque année prendre les bains et les eaux, et les effets obtenus ont été généralement avantageux.

Cet état de chose a cessé au mois de mai 1854, épo-

(1) On sollicitait en même temps l'autorisation d'utiliser cette découverte. L'ordonnance qui permit l'exploitation des bains de Royat porte la date du 15 décembre 1843.

(2) A dater du 3 avril 1845, jusqu'à la fin de 1852, la commune a reçu annuellement 1,675 francs de ferme.

que où les nouveaux thermes ont été ouverts pour la première fois.

Dans le rapport que nous avons adressé à Monsieur le Préfet, au mois de mars 1853, nous demandions que les calcaires travertins, déposés par les sources minérales, et qui gênaient leur sortie, fussent enlevés. Cet enlèvement a été entrepris avec beaucoup d'intelligence et de bonheur, sous les ordres de M. Buchetti, au mois de décembre 1853.

Les brèches à ciment d'arragonite qui supportaient le mur méridional de l'ancien établissement ont été attaquées à l'aide de la mine et du ciseau. Après le premier coup de mine, une gerbe d'acide carbonique et d'eau minérale a fait irruption et a jailli à une grande distance. Les jours suivants, on a agrandi l'ouverture de la nouvelle source qui a absorbé presque complétement les fontaines des bains et des piscines.

L'eau minérale, mesurée en présence de M. Lecoq, professeur d'histoire naturelle, le 8 décembre 1853, donnait 712 litres à la minute. Les fouilles ayant été continuées, M. François, ingénieur des mines, trouvait, quelques jours plus tard, 857 litres. L'emploi d'une nouvelle machine à percussion a permis d'augmenter encore l'ouverture des travertins, et le volume des eaux dépasse maintenant ce dernier chiffre.

Royat possède aujourd'hui l'une des fontaines minérales les plus abondantes de France, et l'on peut affirmer que lorsque les eaux auront été convenablement captées, on pourra les faire monter bien au-dessus des

réservoirs qui alimentent l'établissement et les buvettes (1).

En attendant que les circonstances permettent d'exé-
cuter ce travail définitif, les ouvertures par lesquelles
s'échappaient les anciennes sources ont été bouchées, et
l'on a construit, autour du canal de sortie de la grande
source nouvelle, une voûte en béton, d'où part un large
tuyau qui conduit l'eau thermale dans une grande cuve
couverte, placée à quelques mètres de distance, d'où elle
sort ensuite pour s'engager dans des canaux enveloppés
de charbon pilé qui l'amènent dans les buvettes, les
baignoires, les douches et les piscines.

NOUVEL ÉTABLISSEMENT THERMAL.

La gorge ombreuse où est placé Royat est profondé-
ment encaissée entre deux séries de hauteurs granifi-
ques, dont les pentes inférieures, très-boisées, sont
baignées par le ruisseau ; ce qui rend ce village humide
et malsain.

L'Établissement thermal est à l'est et à six cents mètres du chef-lieu de la commune, à l'endroit où les sou-
bassements des montagnes viennent se confondre avec les
coteaux peu élevés et couverts de vignobles, qui bordent
la vaste plaine où l'Allier serpente au milieu des mois-
sons dorées et des prairies plantées d'arbres fruitiers.

(1) Cette fontaine minérale a été affermée de nouveau, en 1852, pour une
période de 29 ans, à MM. Buchetti-Zani et Lhuer, à la charge par eux de
construire un vaste établissement thermal et de payer annuellement une
somme de 2,500 francs à la commune de Royat.

Protégée contre les vents de l'ouest et du nord-ouest par le puy de Chateix et par les beaux rochers de Saint-Mart, cette partie de la vallée est largement ouverte du côté de l'orient. L'air qu'on y respire est très-pur, et la température de l'atmosphère y est aussi douce que dans la Limagne; ce qui permet d'ouvrir la saison au commencement du mois de mai et de la prolonger jusqu'à la fin de septembre. Des voitures-omnibus parcourent incessamment la route qui conduit de Clermont à Saint-Mart, et transportent les malades à l'Etablissement thermal et les touristes à Royat ou au Mont-d'Or.

La construction des nouveaux thermes a été dirigée par M. Agis Ledru, architecte à Clermont; elle a été commencée au mois de mai 1852.

Tout en tenant compte des exigences et des progrès de la civilisation, M. Ledru a puisé dans l'étude des édifices romains les inspirations qui l'ont guidé dans le choix du style, de la forme architecturale et des décorations. La longueur totale de la façade principale dépasse 80 mètres; le frontispice forme avant-corps du côté du sud; il est percé de trois grandes ouvertures en arcades, en avant desquelles se détachent quatre colonnes isolées, d'ordre ionique, sur lesquelles on a placé des statues. L'arcade du milieu sert de porte et conduit dans le vestibule. Les ailes se développent à droite et à gauche du frontispice; elles sont ornées, à l'extérieur, de pilastres qui les divisent en sept travées; au milieu de chacune de ces travées existent deux fenêtres cintrées qui éclairent les cabinets à bains. Des terrasses couvertes en bitume recouvrent les voûtes de ces cabinets, et se prolongetn

jusqu'aux murs plus élevés qui soutiennent la toiture
de la galerie centrale.

Les ailes se terminent par un bâtiment dont le faîte
domine les galeries.

Dans le vestibule, qui est grandiose, viennent s'ouvrir, à droite et à gauche, les galeries qui renferment
chacune vingt-quatre cabinets munis de baignoires en
lave de Volvic.

Chaque baignoire est alimentée par un robinet d'eau
minérale tempérée et par un robinet d'eau minérale
chauffée à 60° centigrades, ce qui permet de donner des
bains à toutes températures.

Au fond de chaque galerie, une porte carrée conduit
dans la salle de repos, qui est ornée, ainsi que le reste
de l'édifice, de peintures à la fresque d'un très-bel
effet, et qui rappellent la manière des anciens. Revenu
dans le péristyle, on descend par deux larges escaliers
en pierre de Volvic aux salles des piscines. Des vestiaires et deux douches sont annexés à la piscine des
femmes et à la piscine des hommes.

L'escalier placé à gauche conduit encore dans six
cabinets à douches qui sont établis dans le bâtiment annexe où l'on vaporise l'eau minérale qui ali-
mente les bains de vapeur et les salles d'aspiration.

Chaque cabinet à douches est muni de deux robinets
ouverts dans une boule creuse en métal. L'un d'eux
donne passage à l'eau minérale tempérée, l'autre à l'eau
minérale chauffée ; on peut ainsi régler, avec la plus
grande exactitude, les proportions des deux liquides
qui se mélangent dans la boule intermédiaire à la-

quelle se trouvent ajustés les tuyaux et les aigrettes.

L'entre-sol du grand bâtiment renferme les cabinets à bains de vapeur, les deux salles d'aspiration et les vestiaires.

Le logement du médecin-inspecteur est à gauche, au-dessus de l'entre-sol ; celui du directeur est à droite, la lingerie est entre les deux (1).

PLACES ET PROMENADES.

Un jardin paysager sera dessiné au-dessous de l'Établissement et servira de promenade aux baigneurs ; nous avons l'assurance que l'on construira bientôt dans l'anse de la route une vaste place qui aura l'avantage de dégager la façade des nouveaux thermes et de mettre les malades à l'abri de la poussière et des voitures.

Nous faisons aussi des vœux en faveur d'un tracé de route qui, cotoyant la rive gauche du ruisseau, arriverait, en traversant le village de Fontanat, jusqu'au pied des montagnes, et permettrait de visiter, sans fatigue et dans tous ses détails, la charmante vallée où les peintres qui ont visité l'Auvergne ont copié leurs tableaux les plus gracieux et les plus pittoresques.

En attendant que la commune de Royat ait réalisé ce beau rêve, le touriste peut, en montant sur le puy de Chateix, embrasser dans leur ensemble les beautés

(1) On vient de construire un second bâtiment qui contiendra douze cabinets à douches pour les dames.

sans nombre qui sont accumulées dans l'espace compris entre le puy de Dôme et le vallon de Saint-Mart. Parmi les chemins qui conduisent au sommet de cette montagne, nous choisirons le plus direct. Après avoir traversé le passage qui est à droite de l'ancien moulin des hospices et avoir franchi le ruisseau sur un pont de bois, on s'engage dans d'étroits sentiers qui serpentent au milieu des prairies, des vignes et des rochers. A mi-côte, on remarque deux cavités creusées dans des terrains de transport au milieu desquels sont disséminés des grains de blé brûlé ; cet endroit a reçu le nom inexact de Grenier de César. Après un moment de repos, d'autres sentiers permettent d'arriver au-dessus de la carrière d'où l'on a tiré les arkoses ou grés de couleur blanche qui ont servi à construire le nouvel Établissement thermal.

Quand on est parvenu à cet endroit, on aperçoit, vers l'orient, les riches et vastes plaines de la Limagne, et vers l'occident, les belles vallées de Royat et de Fontanat, dont la coupure la plus élevée laisse apercevoir la cime bleuâtre du puy de Dôme.

Vue d'en haut, la vallée de Royat ressemble à une forêt composée de grands arbres au feuillage sombre, aux fleurs blanches, qui annoncent la présence des châtaigniers ; ces arbres recouvrent en effet une grande partie des pentes et des plates-formes placées le long du ruisseau de Tiretaine. Au delà s'étendent de belles prairies émaillées de fleurs et plantées de pommiers dont le nombre diminue à mesure qu'on s'avance vers le village de Fontanat. Des haies et des bouquets d'arbres qui bordent ces prairies servent de limites aux bruyères et aux rochers qui occupent les hauteurs.

Du fond de cette gorge ombreuse s'élève un murmure sourd et lointain produit par le ruisseau de Tiretaine qui tantôt glisse comme une lame de cristal sur les pentes adoucies des laves volcaniques, tantôt s'élance sur les roues à palettes, ou jaillit en cascades écumeuses du haut des escarpements créés par les hommes ou les accidents géologiques.

C'est du milieu de cette enceinte de verdure que se détache le village de Royat, avec ses toits rouges, sa belle croix gothique et sa vieille église entourée de mâchicoulis, qu'on prendrait de loin pour une ancienne forteresse, si l'on ne voyait au-dessus du transept le clocher roman qui a été construit, il y a quelques années, d'après les plans de M. E. Thibaud.

La crypte souterraine qui est sous le chœur de l'église est une des plus anciennes et des plus curieuses de la Basse-Auvergne.

Si, abandonnant ce village, les regards se portent vers le sud, ils voient se détacher, sur l'azur du ciel, le cône volcanique de Gravenoire qui est formé de fraîches pouzzolanes, de laves volcaniques et de scories aux formes aussi bizarres que variées.

Gravenoire s'appuie contre le plateau basaltique de Charade qui repose lui-même sur des masses puissantes de terrains cristallisés.

A douze cents mètres au-dessus de Royat, le ruisseau de Tiretaine reçoit le torrent de la vallée du Bois. A l'entrée de cette vallée, on remarque de beaux

rochers de granit, et, plus loin, des taillis de cou-
driers qui couvrent les pentes inférieures, pendant que
des bouleaux, des pins et des mélèzes, bien jeunes encore, commencent à faire disparaître sous leurs ombrages
les courts gazons qui tapissent les crêtes les plus élevées.

Le *promontoire* de Solagnat, placé à droite de la
vallée du Bois, est surmonté d'une maison de campa-
gne admirablement située, et qui est en partie cachée
par un vaste rideau d'arbres verts.

La vallée de Fontanat fait suite à celle de Royat; à
mesure qu'on avance vers le premier de ces villages,
les arbres fruitiers diminuent et les sources d'eaux
vives se multiplient considérablement. On y rencontre
aussi de nombreuses cascades : celle qui est à côté du
dernier moulin mérite qu'on s'arrête au-dessous d'elle
pour en admirer l'effet.

A gauche, se dresse un escarpement de lave que sur-
montent des arbres et des arbrisseaux dont les branches pendantes se balancent au-dessus du ruisseau; à
droite, la roue à palettes du moulin projette autour d'elle
des quantités innombrables de gouttes d'eau qui reflè-
tent ou décomposent la lumière du soleil et produisent
des nuances aussi brillantes que variées; au milieu, le
bras principal de Tiretaine se précipite rapide et écu-
meux sur un plan fortement incliné, semé de rochers
noirs qui brisent ses eaux et les divisent en une foule
de courants qui se heurtent et tourbillonnent avant de
s'engager dans les aqueducs romains qui servent, de
nos jours, à l'arrosement des prairies.

Des chemins étroits, bordés d'arbres ou de haies

vives, incessamment dégradés par les eaux, conduisent aux vallées dont nous venons de donner une esquisse bien incomplète.

Si, abandonnant le sommet de la montagne, on s'engage dans le chemin de la carrière, on arrive bientôt à une vaste pelouse qui croît à l'ombre de vieux châtaigniers sous lesquels les habitants de Clermont viennent chaque dimanche se reposer des fatigues de la semaine. Après avoir franchi ce salon naturel, on ne tarde point à pénétrer dans le village de Royat. Au delà de l'église, une rue étroite, tortueuse et humide, permet de descendre à la grotte des eaux, qui est rangée, avec raison, parmi les curiosités les plus remarquables de notre département.

« Sa largeur, dit M. Lecoq, est de vingt-six pieds, sa profondeur égale sa largeur, et le point le plus élevé de sa voûte, au-dessus du sol, est de quinze pieds. Elle fut creusée par les eaux qui jaillissent sous la lave par sept ouvertures et qui ont entraîné une partie du terrain meuble sur lequel reposait l'une des branches du courant de Gravenoire. On voit cette eau limpide sortir avec abondance du point de jonction de cette lave avec le terrain sur lequel elle s'est épanchée, et tomber en cascades qui, réunissant leurs eaux, forment le ruisseau qui sort de la grotte.

» L'humidité et la température uniforme qui y règnent constamment, entretiennent, à la surface de ses parois, des plantes d'un vert magnifique ; on y distingue surtout des *marchantia*, des *byssus* verts et roses, dont le mélange produit un effet très-agréable,

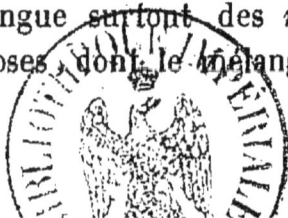

2

et des *lichens* qui s'étalent sous la forme de rosettes. Toute la voûte est couverte de ces petites plantes qui cachent la surface du rocher sans faire disparaître ses inégalités. De larges fissures divisent la lave, sous laquelle se trouve la grotte, en masses prismatiques qui restent suspendues au-dessus de votre tête ; des touffes de verdure sortent de toutes les fentes où les racines peuvent pénétrer ; les longs rameaux du lierre couvrent toutes les surfaces, et la lave qui, dans cet endroit, a plus de quarante pieds d'épaisseur, supporte des maisons et des grands arbres qui dominent la vallée. »

Si, au lieu de remonter vers le village, on suit la rive droite de Tiretaine, on est étonné de la quantité d'eau qui ruissèle de toutes parts, du nombre de cascades artificielles qui tombent dans le lit du ruisseau ou se précipitent sur les roues à coupes. Partout la mousse s'étend en longs tapis et s'unit aux lichens pour couvrir les rochers et les bords des canaux en bois qui conduisent l'eau vers les moulins.

Après avoir dépassé la grotte des fontaines de Clermont, on franchit sur un pont de bois un profond ravin et l'on rejoint le chemin qui aboutit à Saint-Mart. Entre ce chemin et le ruisseau de Tiretaine, mais à une grande élévation au-dessus de ce cours d'eau, de jolis hôtels sont disséminés sur tout l'espace qui est compris entre Royat et l'établissement thermal (1).

(1) Parmi les nombreuses curiosités qui existent aux environs de Royat, nous nous bornerons à citer les châteaux de Bellevue, de Montjoli et de Montrodeix ; l'arbre de Sully à Chamalières, les belles sources de Font-Mort, la fontaine minérale des Roches et la tour des Sarrasins.

PROPRIÉTÉS PHYSIQUES ET CHIMIQUES.

La buvette, les baignoires, les piscines et les douches des nouveaux thermes sont alimentées par une seule fontaine minérale, dont l'eau fait monter le thermomètre centigrade à $+ 35°,5$ ($+ 28°,4$ R.). Cette température convient parfaitement pour préparer les bains minéraux tempérés (1). Et comme le volume de la source dépasse de beaucoup les besoins du service, on laisse couler dans chaque baignoire, pendant toute la durée de l'immersion, un jet assez considérable pour que la température de l'eau ne varie pas. Cette circonstance, dont tous les médecins instruits apprécieront l'utilité, donne à nos bains de baignoire les avantages des bains de piscine, tout en évitant les inconvénients que peuvent avoir ces derniers.

Quand on veut obtenir des bains chauds ou des douches marquant $+ 36°$ à $+ 40°$ centigrades, on ajoute un huitième à un quart d'eau minérale chauffée à $+ 60°$ centigrades.

Est-il possible de réchauffer, sans les décomposer sensiblement, les eaux minérales salines, ferrugineuses et acidules de la Basse-Auvergne?

Voici la réponse que nous faisions à cette question, en 1850, deux ans avant la signature de l'arrêté qui

_____

(1) L'eau minérale, lorsque la baignoire est pleine, marque $+ 34°,5$ centigrades.

nous a désigné pour remplir les fonctions de médecin-inspecteur des eaux minérales de Royat (1) :

« Nous croyons ce résultat possible. Mais lorsqu'une source acidule est destinée à subir l'action du calorique, elle doit être captée avec le plus grand soin et aménagée dans des canaux et des réservoirs où elle sera soumise à un certain degré de pression, et soustraite à l'action de l'air atmosphérique.

» D'autres conditions sont encore nécessaires : L'eau minérale ne sera pas chauffée au delà de 60° centigrades; à cette température, en la mélangeant avec des quantités variables d'eau minérale naturelle, on est à même de remplir toutes les indications.

» Aucune vapeur ne devra être introduite dans les réservoirs ; la calorification sera opérée par l'intermédiaire de tuyaux en étain ou en fonte, qui seront parcourus par de la vapeur d'eau. »

Ces règles ont été scrupuleusement observées dans notre établissement thermal.

Nous croyons pouvoir affirmer que l'eau minérale de Royat, chauffée dans des appareils où elle est comprimée et soustraite à l'action de l'air atmosphérique, se décompose beaucoup moins que l'eau conservée dans les réservoirs découverts de Néris et de quelques établissements du département du Puy-de-Dôme.

La source de Royat s'échappe d'un canal qui est creusé dans le calcaire travertin ; elle est incessamment

(1) Voyez nos *Etudes* sur les eaux minérales de l'Auvergne et du Bourbonnais, Paris 1850.

soulevée par un courant de gaz acide carbonique qui
la maintient dans un état apparent d'ébullition. Cette
eau, dont la saveur est acidule, légèrement alcaline et
ferrugineuse, laisse déposer dans les canaux qui reçoi-
vent son trop-plein une certaine quantité de carbonate
rouge de fer, mêlé de carbonate de chaux. Plus loin,
on observe une écume verte qui annonce la présence
de la matière organique. Il résulte de l'analyse faite, en
1843, par M. Aubergier, et, quelques mois plus tard,
par nous-même, que l'eau minérale de Royat contient
de l'acide carbonique, du bicarbonate de soude, du
sulfate de soude, du chlorure de sodium, des bicarbonates de chaux, de magnésie et de fer; de la silice et de
la matière organique. Plus tard, nous y avons trouvé de
la strontiane qui est unie à la chaux, et une quantité minime d'apocrénate et de crénate de fer. M. Chevalier,
membre de l'Académie de médecine et l'un des chimis-
tes les plus distingués de Paris, a constaté la présence
d'une quantité minime d'arsenic dans les eaux du Mont-
d'Or et dans celles de Royat.

Si l'on compare les eaux de ces deux localités, on est
obligé de reconnaître qu'elles contiennent les mêmes
éléments thérapeutiques; seulement, les doses de ces
éléments ne sont pas les mêmes. A Royat, les quantités
de sels sont plus considérables qu'au Mont-d'Or; mais si
la stimulation saline est moins forte dans cette dernière
commune, la stimulation thermale est beaucoup plus
grande, ce qui fait compensation. Ce qu'il y a de certain,
c'est qu'on guérit avec les eaux du premier Etablissement les maladies qui sont combattues avec succès par

les eaux du second. Il faut espérer qu'on arrivera plus tard à déterminer, d'une manière précise, à quels tempéraments il faut administrer les eaux du Mont-d'Or, à quels tempéraments il vaut mieux prescrire les eaux de Royat. En attendant que cette question soit tranchée, nous allons reproduire l'analyse de l'eau minérale de Royat que nous avons faite en 1843, en suivant les procédés qui sont indiqués dans les ouvrages du baron Thénard, de Berzelius et de M. Henry.

NOMS DES SELS.	ROYAT.	NOMS DES SELS.	ROYAT.
ANALYSE CALCULÉE.	Gde Source	ANALYSE TROUVÉE.	Gde Source
	Gramm.		Gramm.
Bicarbonate de soude.....	1,1850	Proto-carbonate de soude..	0,8356
Sulfate de soude.........	0,2250	Sulfate de soude.........	0,2250
Chlorure de sodium.......	1,7421	Chlorure de sodium.......	1,7421
— de magnesium...	traces.	— de magnesium...	traces.
Bicarbonate de magnésie...	0,4237	Proto-carbonte de magnésie.	0,2800
— de chaux.....	1,0203	— de chaux.....	0,7100
— de fer.........	0,0485	— de fer......	0,0550
Crénate et apocrénate de fer.	0,0100	Crénate et apocrénate de fer.	0,0100
Silice.................	0,0860	Silice.................	0,0860
Matière organique........	traces.	Matière organique........	traces.
Perte.................	0,2463	Perte.................	0,2463
TOTAL des sels par litre d'eau...............	4,9849	TOTAL des sels par litre d'eau...............	4,1700

M. Aubergier, auquel nous devons une analyse de la source de la buvette, assure que l'eau minérale de Royat contient par litre $0^{litre},215$ d'acide carbonique. D'après le baron Thénard, la proportion de l'arsenic s'élève dans les sources de Royat à $0^{milligr.},35$ par litre d'eau, et au

Mont-d'Or à 0^{milligr},53 pour la même quantité de liquide minéral (1).

ACTION THÉRAPEUTIQUE.

Les eaux thermales de Royat, de même que les autres sources chaudes du département du Puy-de-Dôme, sont toniques emménagogues, et même un peu excitantes; appliquées sous la forme de bains, elles exercent une action dérivative et stimulante très-prononcée du côté de la peau.

Cette théorie, qui s'applique à toutes les eaux salines et acidules thermales de l'Auvergne, est, à notre avis, la seule qui soit exacte, la seule qui soit admissible. Elle ne renferme pas, il est vrai, toutes les données thérapeutiques qui doivent guider dans l'application des remèdes de ce genre, mais elle constitue le point d'appui principal sur lequel doit s'étayer le médecin chargé de diriger le traitement des personnes qui fréquentent les établissements thermaux.

Cette communauté d'action est si vraie, que l'on voit figurer, dans les listes de guérisons publiées par les médecins-inspecteurs des principaux thermes du

(1) Lorsque nous avons recherché l'arsenic dans les dépôts des eaux minérales ou dans le produit de leur évaporation, nous avons toujours trouvé ce métal uni au fer. Malgré cela, MM. Thénard et Bouquet admettent que l'arsenic est à l'état d'arseniate de soude.

Voir les comptes-rendus de l'Académie des sciences de Paris, séances des 14 août et 23 octobre 1854.

département du Puy-de-Dôme, les mêmes maladies ; pendant que les personnes étrangères à la médecine cherchent, au contraire, à limiter l'action des fontaines minérales et assignent à chacune d'elles des propriétés spéciales et exclusives (1).

Voici la liste des maladies traitées avec succès à Royat, au Mont-d'Or, à Saint-Nectaire et à Châteauneuf. Cette liste comprend toutes les affections morbides invétérées qui sont entretenues par un état d'affaiblissement général, par l'anémie, par une prédominance marquée du tempérament lymphatique ou lymphatico-nerveux ; toutes les affections chroniques qui sont liées aux vices rachitique, scrofuleux ou tuberculeux ; au vice rhumatismal ou goutteux. On y voit figurer les catarrhes pulmonaires chroniques, les dyspepsies, les gastralgies et les entéralgies subaiguës, les atonies du tube digestif, les maladies anciennes de la muqueuse génito-urinaire, les leucorrhées et les engorgements indolents de l'utérus, la chlorose et l'anémie, les engorgements simples qui suivent les fractures et les luxations, les gonflements scrofuleux des jointures, les ankyloses, les hémiplégies incomplètes, les rhumatismes nerveux et musculaires internes et externes, les rhumatismes articulaires simples et goutteux.

Royat et le Mont-d'Or ont à leur disposition les

---

(1) Ce système a été poussé jusqu'à l'exagération à Vichy où des sources offrant la même composition et ne différant que par leur degré de chaleur, sont regardées par beaucoup de gens comme ayant des propriétés thérapeutiques très-différentes, ce qui n'est pas et ne peut pas être exact.

moyens nécessaires pour soulager ou guérir le catarrhe pulmonaire chronique, l'asthme humide, l'asthme sec, la pneumonie chronique, la laryngite subaiguë et l'extinction de voix. Enfin, des hydropisies atoniques ont été traitées avec succès à Royat et à Saint-Nectaire.

Du moment que des eaux thermales contenant des quantités variables des mêmes sels ont agi d'une manière efficace dans des affections si nombreuses, il faut bien admettre que ces liquides ont une action commune, et que les maladies dont nous avons fait l'énumération ont de l'analogie.

Le lien de parenté qui rapproche ces états morbides est pour le plus grand nombre l'atonie ou l'anémie; pour les autres, le vice rhumatismal. Les premiers exigent l'usage des toniques, des ferrugineux et des stimulants; les seconds l'emploi des dérivatifs cutanés ou des sudorifiques.

L'action générale tonique et stimulante des eaux minérales salines, ferrugineuses et acidules, a été parfaitement décrite dans l'Annuaire des eaux minérales de la France (1851).

« En résumé, disent les auteurs de cet ouvrage remarquable, les eaux minérales, par leur mode excitant, relèvent graduellement les forces singulièrement affaiblies dans les maladies de long cours, et substituent à un état chronique un état momentanément aigu qui réveille les organes engourdis, active les sécrétions et provoque des crises salutaires par les urines et les sueurs, etc., tandis que leur *mode altérant* ramène, par un travail lent, insensible, mais continu, les liquides altérés à leur état normal (1). De cette simultanéité d'action résulte une puissance curative à nulle autre pareille pour le traitement des affections chroniques. »

Après avoir parcouru la longue liste de maladies que nous avons rapportée plus haut, les médecins doivent naturellement se demander quelle règle doit suivre le praticien qui est appelé à prescrire l'une des sources principales de la Basse-Auvergne ? Donnons à cet égard quelques indications générales.

Ces eaux minérales, composées des mêmes éléments, diffèrent seulement par la proportion des substances qui entrent dans leur composition. Mettons ce résultat en évidence, en plaçant dans le même tableau les analyses des sources thermales du Mont-d'Or, de Royat et de Saint-Nectaire.

Disons d'abord que le bicarbonate de strontiane a été rencontré dans les sources de Saint-Nectaire et de Royat ; et que l'arsenic a été trouvé dans les eaux des trois fontaines citées dans le paragraphe précédent : seulement les doses ne sont pas les mêmes.

On a obtenu, par litre d'eau minérale, à St-Nectaire, $0^{mm},61$ d'arsenic ; au Mont-d'Or, $0^{mm},53$; à Royat, $0^{mm},35$.

---

(1) Aux liquides, nous ajouterons les solides, dont la vitalité a été réveillée par le contact direct des stimulants et des ferrugineux qui se son t mêlés au sang.

NOMS DES SELS.	MONT-D'OR. Bain de César.	ROYAT Grande Source.	SAINT-NECTAIRE Source Mandon.
Bicarbonate de soude	0,6350	1,1850	2,8330
Sulfate de soude	0,0650	0,2250	0,1860
Chlorure de sodium........	0,3800	1,7421	2,4200
— de magnesium......	»	traces.	»
Bicarbonate de magnésie.....	0,0910	0,4237	0,3640
— de chaux.......	0,2250	1,0203	0,6023
— de fer.........	0,0220	0,0485	0,0317
Apocrénate de fer	traces.	0,0100	
Silice...................	0,2100	0,0860	0,1000
Matière organique.........	traces.	traces.	traces.
Perte.............. ...	»	0,2463	»
TOTAL des sels par litre...	1,6260	4,9849	6,5068
Auteurs des analyses.......	M. Bertrand.	M. Nivet.	M. Berthier.

On est obligé, après avoir comparé ces analyses, de convenir que les trois sources du Mont-d'Or, de Royat et de Saint-Nectaire, nous fournissent le même remède différemment dosé. Il s'agit maintenant de choisir l'eau minérale qui convient le mieux à chaque tempérament, à chaque idiosyncrasie. Voici ce qu'une pratique de dix années nous a appris : Les eaux minérales peu salines doivent être administrées aux personnes très-irritables et très-nerveuses ; les eaux les meilleures, dans ce cas, sont celles qui contiennent beaucoup de matière organique ; les eaux minérales acidules, sali-

nes et ferrugineuses, de force moyenne, parmi lesquelles
figure la source de Royat, conviennent au plus grand
nombre des tempéraments et des individus ; enfin , les
sources les plus chargées de substances minérales, celles
de Saint-Nectaire et de la Bourboule, par exemple, sont
plus particulièrement applicables aux personnes émi-
nemment lymphatiques et scrofuleuses.

Après avoir indiqué les effets généraux des eaux de
Royat, nous allons étudier d'une manière spéciale les
divers éléments thérapeutiques associés à ces liquides.
Nous nous occuperons principalement, dans les lignes
qui vont suivre, du degré de chaleur des eaux, de
l'acide carbonique et des diverses substances minérales
qu'elles tiennent en dissolution.

La quantité de calorique, unie aux eaux médicinales,
modifie considérablement leurs qualités thérapeutiques.

Les eaux thermales possèdent seules les qualités
béchiques et pectorales qui les rendent propres à guérir les affections chroniques des poumons. Nous devons
ajouter que les maladies de poitrine ne sont pas les
seules qui réclament l'emploi des eaux chaudes. Beaucoup de gastralgies de cause rhumatismale, et certaines gastralgies chlorotiques exigent aussi qu'on ait
recours à ce genre de remède. La température de
35° centigrades, qui est celle des buvettes de Royat et
de la Grille de l'Hôpital, à Vichy, convient parfaitement au plus grand nombre des personnes affectées de
ces maladies.

Voici un fait qui vient à l'appui de cette proposition :
Une malade atteinte depuis plusieurs années d'une

gastralgie, souvent compliquée de regurgitations d'eaux
chaudes, a fait alternativement usage des eaux de
Vichy (Grille de l'Hôpital) et de Royat; elle s'est toujours bien trouvée de leur emploi; elle n'a jamais pu
supporter les eaux de la Grande Grille de Vichy, qui
sont plus chaudes. Et cependant les eaux de cette fontaine et celles de la Grille de l'Hôpital offrent une composition identique, tandis que celles de Royat sont
moins alcalines. D'autres chlorotiques, au contraire,
se trouvent mieux de l'usage des eaux minérales froides, ferrugineuses et acidules; nous les envoyons alors
à la source des Roches, qui est à un kilomètre seulement de notre Établissement thermal (1). Elles peuvent
prendre les eaux des Roches le matin et les bains de
Royat dans le courant de la journée. Les eaux froides
doivent être également ordonnées aux individus affectés de maladies chroniques de la muqueuse génito-
urinaire.

Pour bien comprendre le rôle que joue le calorique
uni à l'eau des bains chauds, il faut se souvenir que
c'est ce fluide qui donne aux bains d'air chaud et de
vapeurs humides la propriété de déterminer, du côté
du tégument externe, une réaction qui est assez puissante quelquefois pour opérer la guérison des rhumatismes. A cette action excitante, énergique, mais trop
passagère, qui laisse la peau humide, gonflée et très-

(1) Les eaux des Roches sont très-acidules; elles contiennent 2 grammes
99 centigrammes de substances minérales en dissolution. Elles renferment
les mêmes sels que les eaux de Royat, mais en quantité moindre.

sensible aux courants d'air, les sels minéraux et l'acide carbonique ajoutent une action tonique ou stimulante spéciale plus efficace, plus constante, et dont les effets sont plus durables.

Plusieurs des phénomènes qui sont déterminés par les bains d'eau minérale sont semblables à ceux qu'on observe pendant l'immersion dans l'eau douce à la même température. Nous nous bornerons à signaler ici les différences peu nombreuses que nous avons observées.

Les eaux minérales tempérées qui contiennent, comme celles de Royat, une notable quantité de matière organique et de bicarbonate de soude, sont onctueuses et douces au toucher ; elles sont toniques et fortifiantes ; quelques personnes, dont la peau est très-irritable, éprouvent, lorsqu'elles se frictionnent, pendant la durée du bain, des picotements ou une légère sensation de chaleur âcre qui durent peu de temps. Si cette action irritante est trop forte, on la modère en ajoutant au bain une certaine quantité d'eau douce réchauffée.

Au bout de quelques jours de l'usage de ces bains, l'appétit se réveille, les fonctions organiques se font avec plus d'activité, le baigneur se sent plus dispos et plus fort.

Les bains chauds qui varient, suivant les individus, entre + 36 et + 40° centigrades, provoquent presque toujours des sueurs abondantes ; il n'est pas rare de les voir occasionner, pendant les premiers temps, une aggravation des douleurs rhumatismales. Ces derniers accidents sont d'un bon augure, quand ils ne dépassent pas certaines limites.

Les sueurs sont un phénomène critique, indispensable dans cette circonstance.

Des éruptions érythémateuses ou vésiculeuses, des furoncles plus ou moins nombreux peuvent encore se montrer à la suite du bain chaud, et leur apparition est presque toujours une cause d'amélioration notable de la maladie qu'on veut combattre.

Les bains frais du Bain de César produisent des effets analogues à ceux que recherchent les médecins hydropathes. Au moment où le malade entre dans le bain : sensation de froid qui peut aller jusqu'aux frissons ; puis réaction et rougeur du côté de la peau, qui devient le siége de picotements prononcés.

L'acide carbonique, dissous dans les eaux minérales ou mêlé aux vapeurs qui se dégagent de ces liquides, agit toujours à la manière des excitants. Tout le monde sait que les eaux acidules facilitent la digestion en stimulant l'estomac ; mais tout le monde n'attribue pas à l'application extérieure de ce gaz les mêmes effets physiologiques. Voici le résultat des expériences que nous avons faites avec le gaz qui se dégage de la source de Royat.

Quand on approche les narines trop près de l'ouverture du réservoir par laquelle s'échappe l'excédant de l'acide carbonique, la muqueuse pituitaire devient le siége d'une titillation désagréable qui peut être suivie d'éternument.

La main et l'avant-bras plongés dans la cuve ne tardent pas à rougir et à ressentir des picotements peu intenses ; même après une demi-heure d'expérience, aucun effet anesthésique ne se produit; l'action irritante seule se manifeste. Cette expérience répétée deux fois a toujours donné les mêmes résultats.

Un commencement d'ivresse se montre chez un petit nombre de personnes à la suite de l'ingestion des eaux de Royat; il suffit, pour éviter cet inconvénient, de provoquer le dégagement de l'acide carbonique en agitant l'eau avec une petite cuillère de métal, ou bien encore d'ajouter au liquide minéral une certaine quantité de lait ou d'infusion de plantes pectorales.

Le bicarbonate de soude n'est pas en assez grande quantité dans l'eau de Royat pour permettre de classer ce liquide parmi les médicaments qui conviennent aux personnes atteintes de goutte ou de gravelle; mais il concourt, avec le chlorure de sodium, le sulfate de soude et les bicarbonates de fer et de magnésie, qui l'accompagnent, à exercer une action tonique locale et générale qui favorise la résolution des engorgements chroniques, la guérison des affections nerveuses et celle des inflammations subaiguës de membranes muqueuses.

Pour obtenir cet effet altérant, il faut donner l'eau de Royat à dose fractionnée, afin que l'absorption de ce liquide soit complète. Si ce médicament pris en grande quantité pèse, si sa digestion est pénible, s'il provoque la diarrhée, l'action chimico-vitale est nulle ou presque nulle, et l'on obtient un effet purgatif que l'on peut utiliser dans certaines maladies. La quantité d'eau minérale capable de déterminer la diarrhée varie beaucoup chez les différents individus.

L'action purgative des eaux de Royat, même lorsqu'on les prend à haute dose, n'est pas très-énergique,
et l'on est souvent obligé, quand on veut obtenir des
selles nombreuses et abondantes, d'ajouter dans les
deux premiers verres un peu de carbonate ou de sulfate
de magnésie (1).

Les bicarbonates et apocrénates de fer sont absorbés,
passent dans le torrent de la circulation et agissent
directement sur le sang, dont ils modifient la couleur
et la tonicité.

L'anémie et la chlorose, surtout, sont combattues
avec succès par l'élément ferrugineux qui, étant à
l'état de bicarbonate soluble, agit plus efficacement que
le carbonate neutre.

L'arsenic est sans doute la cause principale de la
guérison des fièvres intermittentes et des maladies de
peau, qu'on obtient en administrant les bains ou les eaux
de Châtelguyon, de Royat et de St-Nectaire (2).

Le bicarbonate calcaire est-il un anti-tuberculeux,
comme le pensaient les anciens? entre-t-il pour quel-
que chose dans la guérison des phthisies qui ont été
traitées dans les établissements thermaux du département du Puy-de-Dôme ? C'est ce qu'il est impossible de
démontrer à l'aide de faits positifs et concluants.

(1) Nous devons cependant constater que certains individus ne peuvent
boire des doses minimes d'eau de Royat sans éprouver des évacuations
alvines répétées. Ces faits sont exceptionnels.

(2) Ce médicament n'est probablement pas étranger aussi à la guérison
des asthmes et de certaines phlegmasies chroniques des muqueuses pulmonaires et gastro-intestinales.

La matière organique rend l'eau onctueuse au toucher, elle modère l'action irritante des sels minéraux ; nous ne lui avons reconnu, jusqu'à présent, aucune autre propriété thérapeutique.

Pendant le règne des doctrines physiologiques, on supposait que les eaux minérales agissaient uniquement sur les surfaces qui étaient mises en contact avec elles ; leur action arrivait par les sympathies jusqu'aux viscères placés dans les grandes cavités splanchniques. Cette théorie est incomplète : non-seulement le liquide minéral agit sur la peau et les muqueuses, mais, ainsi que le pensait Jean Banc, ainsi que l'ont démontré les expérimentateurs modernes, les substances dissoutes dans les eaux médicinales sont absorbées, se mêlent au sang, circulent avec ce liquide et arrivent directement dans les tissus affaiblis dont elles réveillent l'action, dans les organes sécréteurs dont elles augmentent l'activité.

Après avoir séjourné pendant un temps variable dans l'économie, ces substances sont éliminées et se retrouvent dans les sécrétions et les excrétions.

Cette élimination étant journalière, l'effet de chaque dose de liquide minéral est passager : c'est pour ce motif qu'il est nécessaire d'en continuer longtemps l'usage, si l'on veut obtenir des modifications permanentes du sang et des organes engorgés ou affaiblis.

L'élimination des eaux minérales a lieu par différentes voies : si l'air extérieur est froid ou frais, si l'eau minérale peu saline et fortement chargée d'acide carbonique n'atteint pas + 20° centigrades, l'effet diurétique prédomine ; si l'eau minérale est chaude et médiocrement chargée de sels, elle produit des sueurs d'autant plus abondantes, que la température de l'atmosphère est plus élevée (1); enfin, si l'eau minérale contient une notable proportion de sels, si les doses sont fortes et répétées, elle occasionne des évacuations alvines, plus ou moins nombreuses, suivant que le malade est plus ou moins facile à purger.

Ces effets différents nous expliquent pourquoi les anciens auteurs disaient, de la plupart de nos sources minérales, qu'elles étaient sudorifiques, diurétiques et purgatives.

MODE D'ADMINISTRATION.

Eaux prises en Boisson.

Les eaux de Royat sont prises, chaque matin, pendant quinze à vingt jours. Après deux ou trois semaines de repos on peut faire une nouvelle saison. Les mois de mai, de juin, de juillet, d'août et de septembre favorisent mieux que les mois d'hiver les effets des eaux ; mais on peut les boire en tout temps, à la condition qu'on aura soin de ne pas s'exposer à l'action du froid pendant qu'on en fera usage.

La dose des eaux thermales de Royat doit varier suivant la maladie et le tempérament des personnes auxquelles on les administre.

(1) Lorsque les bronches font le siége d'une phlégmasie chronique les sécrétions qu'elles fournissent peuvent être augmentées ou modifiées pendant les premiers temps. Il en est de même des muqueuses génito-urinaires.

Quand on veut obtenir ce que les anciens appelaient un effet altérant; quand, en d'autres termes, on tient à ce que le liquide minéral soit absorbé, se mêle au sang, et arrive ainsi dans toutes les parties du corps, il faut en boire deux à cinq verres, en mettant un in-tervalle d'un quart d'heure entre chaque verre.

Si, après l'ingestion d'un verre entier, le malade éprouve une sensation de chaleur ou de pesanteur dans la région de l'estomac, si la soif devient vive, il est né-cessaire de prescrire des doses encore moins élevées, et l'on se contente d'administrer deux à quatre demi-verres d'eau qui sera bue pure, ou mêlée avec du lait chaud ou des infusions également chaudes de tilleul ou de violettes. D'autres personnes ajoutent, dans chaque prise, un peu de sirop de gomme.

Les eaux de Royat, ainsi administrées, ne sont réel-lement utiles que lorsqu'on les digère facilement, que lorsqu'elles ne provoquent pas la diarrhée.

Ces doses peu élevées doivent être conseillées aux personnes affectées de chlorose ou d'anémie, de rhumes anciens, d'aphonie ou d'enrouement, de laryngite, de bronchite ou de pneumonie chroniques et apyrétiques; d'asthme humide; de gastralgie et d'entéralgie simples, chlorotiques, rhumatismales ou goutteuses. Elles con-viennent aussi aux convalescents affaiblis par une diète prolongée, des saignées ou des fièvres intermit-tentes.

A la dose de six à dix verres, les eaux de Royat de-viennent purgatives et servent à combattre les embarras gastriques et intestinaux, la constipation, les hydropisies atoniques et les paralysies incomplètes. Il est souvent nécessaire d'ajouter, dans les deux premiers verres, une cuillerée à café de magnésie anglaise ou bien quatre à cinq grammes de sulfate de magnésie.

C'est surtout quand on prend l'eau minérale de Royat à haute dose qu'il faut en surveiller les conséquences.

Eaux minérales transportées.

Pendant que nous étions chargé du service de clinique médicale de l'école préparatoire de médecine et de pharmacie de Clermont, nous avons employé, avec le plus grand succès, l'eau minérale de Royat transportée, chez des personnes atteintes de bronchites chroniques.

Les eaux de Royat, bien bouchées et placées dans un lieu frais, conservent leurs propriétés médicinales pendant plusieurs mois. Au moment de s'en servir, on débouche la bouteille, on la plonge dans de l'eau très-chaude ; et on boit le liquide minéral quand il fait monter le thermomètre centigrade à $+$ 35 ou $+$ 36° centigrades.

Voici un autre procédé qui est plus expéditif : on ajoute à un demi-verre d'eau minérale de Royat, un quart de verre d'eau de gomme bouillante ou de lait très-chaud, et on obtient ainsi la température nécessaire pour que le mélange puisse être bu immédiatement.

Eaux prises en Bains.

Appliquées sous la forme de bains, les eaux minérales

de Royat sont fortifiantes et toniques, et même un peu excitantes chez quelques personnes.

Bains tempérés.

Les bains tempérés dont la chaleur varie entre + 34 et + 35° centigrades (27 à 28° Réaumur), conviennent au plus grand nombre des malades; nous sommes parfaitement d'accord sur ce point avec notre confrère Vernières. Ces bains doivent être prescrits aux individus débilités par l'habitation des grandes villes, ou par de longues maladies; à ceux qui, sans être malades, sont d'un tempérament lymphatique; aux jeunes filles qui ont les pâles couleurs; aux personnes affectées de dyspepsie, de gastralgies ou d'entéralgies subaiguës; de gastro-enterites chroniques; d'inflammations invétérées des muqueuses qui tapissent les organes génito-urinaires.

Nous devons encore ajouter à cette longue liste les engorgements consécutifs aux fractures, aux entorses, aux luxations et aux arthrites, les fausses ankyloses et les tumeurs blanches indolentes.

Les individus rachitiques et scrofuleux, qui sont très-affaiblis, doivent également faire usage du bain tempéré; mais s'ils ont une bonne poitrine et s'ils conservent un certain degré de réaction, il faut leur conseiller le bain frais (1).

(1) Nous défendons d'une manière absolue le bain frais aux rhumatisés. Nous connaissons deux malades affectés de rhumatismes auxquels on a permis les bains frais de Châteauneuf et qui ont éprouvé, à la suite de l'usage de ce remède, une paraplegie incomplète. L'une de ces malades est guérie, l'autre est encore paralysée.

Les gastralgies de nature rhumatismale exigent souvent l'emploi des bains chauds.

Parmi les affections qui figurent dans les paragraphes précédents, il en est quelques-unes qu'il est indispensable d'étudier d'une manière spéciale; nous voulons parler des maladies nerveuses.

Indépendamment des influences morales qui agissent puissamment et dont les effets sont bien souvent suspendus, pendant le séjour aux eaux minérales, par les distractions et les circonstances nouvelles au milieu desquelles vivent les baigneurs, nous avons à signaler plusieurs causes de névralgies qui agissent d'une manière matérielle. Nous placerons au premier rang:

1º. Les pertes de sang trop répétées ou trop abondantes; 2º. la diète prolongée qui amène l'anémie parce que le sang ne reçoit plus les éléments réparateurs qui lui sont nécessaires; 3º. les troubles fonctionnels de l'estomac, qui rendent les digestions incomplètes et le chyle moins abondant.

Toutes ces causes d'anémie et d'affaiblissement déterminent bien souvent des surexcitations partielles ou générales du système nerveux qui exigent, pour disparaître, que l'on prenne le mal à sa racine.

Cette surexcitation du système nerveux peut nécessiter des traitements divers : si elle est aiguë et récente, les calmants et les anti-spasmodiques sont indiqués; si le degré d'excitation est moins prononcé, des bains peu salins et fortement chargés de matières organiques sont préférables; enfin, si les surexcitations dépendent d'un état anémique ou d'un affaiblissement général, les bains de Royat sont d'une incontestable utilité. Ils combattent indirectement l'irritabilité nerveuse en fortifiant tous les tissus, en activant les fonctions de la peau et du tube digestif, en rendant l'alimentation et l'hématose plus complètes, et en rétablissant, en un mot, entre les systèmes sanguin et nerveux, l'équilibre qui avait été rompu au profit de ce dernier.

M. le professeur Pourcher-Vazeilhes a obtenu des succès si remarquables, en opposant les bains de Royat aux gastro-entérites et aux gastro-entéralgies chroniques, qu'il range ces agents thérapeutiques parmi les spécifiques de ces dernières maladies.

En réveillant les fonctions de la peau, en exerçant une action dérivative du côté de cette membrane, les bains de Royat concourent aussi, puissamment, à détruire les irritations accidentelles de l'estomac, qui sont occasionnées par l'usage intempestif ou exagéré des remèdes toniques et ferrugineux administrés à l'intérieur. Nous avons vu plusieurs fois des jeunes filles chlorotiques, dont l'estomac ne pouvait plus supporter aucun remède, guérir par l'emploi des bains minéraux salins et ferrugineux.

Nous avons dit que l'hydropisie atonique, sans lésion du cœur, avait été guérie par les eaux et les bains de Royat; nous allons indiquer la manière dont le traitement de l'un des baigneurs de Royat a été dirigé par M. Fleury, professeur de clinique chirurgicale à l'école préparatoire de médecine de Clermont.

Chaque matin M. V... prenait un bain tempéré d'une
heure, et il buvait quatre à cinq verres d'eau minérale.
Il ajoutait dans les deux premiers verres une cuillerée
à café de magnésie anglaise qui rendait plus constants
les effets purgatifs du liquide ingéré. A l'aide de cette
médication, M. V... a été guéri, en quelques semaines,
d'une anasarque véritablement monstrueuse.

Bains chauds.

Les bains chauds provoquent du côté de la peau une
réaction presque constante ; des sueurs abondantes se
manifestent à leur suite, et comme elles sont toujours
utiles, on doit prolonger leur durée en se couchant
dans un lit préalablement bassiné.

Les bains chauds, dont la température est de $+ 36°$
à $40°$ centigrades, sont prescrits aux goutteux et aux
rhumatisés ; ils sont également indiqués dans les bronchites qui ont succédé à la disparition d'une maladie
rhumatismale externe ou d'une maladie dartreuse.

Ils occasionnent assez souvent des éruptions érythémateuses, vésiculeuses ou pustuleuses, qui sont presque toujours utiles (1).

Quelques médecins prescrivent aux rhumatisés de
prendre un bain chaud le matin et un bain tempéré le
soir. Cette méthode est surtout applicable aux personnes
qui se bornent à faire une seule saison.

(1) Nous avons signalé précédemment l'agravation des douleurs rhumatismales survenue à la suite des premiers bains. Nous avons dit qu'elle
était presque toujours de bon augure.

Bains frais.

Les Bains de César, qui sont à peu de distance de l'établissement de Royat, appartiennent à la catégorie des bains frais ; leur température est de + 31° à + 31°, 5 centigrades (+ 25° Réaumur) (1). Ils sont utiles aux jeunes gens atteints de pertes séminales ; aux enfants qui ne peuvent retenir leurs urines ; aux rachitiques et aux scrofuleux qui ont des poumons sains et une certaine force de réaction.

Bains en piscine.

Les piscines de l'établissement thermal de Royat se trouvant plus éloignées de la source que les baignoires, et renfermant une masse d'eau plus considérable, sont un peu moins chaudes. La température du bain est de + 34° centigrades ; on l'administre dans les mêmes circonstances que le bain tempéré pris en baignoire.

A Royat, où les baignoires sont grandes, où l'eau minérale est incessamment renouvelée, où la température reste invariablement la même pendant toute la durée de l'immersion, les bains de baignoires ont, ainsi que nous l'avons déjà dit, tous les avantages des bains de piscine, sans en avoir les inconvénients.

Douches minérales.

Six cabinets munis de baignoires renferment les appa-

(1) La source des bains de César a été découverte en 1822. Voir notre Dictionnaire des eaux minérales du département du Puy-de-Dôme. Clermont, 1846.

reils destinés aux douches descendantes et latérales (1). Une boule creuse, en métal, reçoit d'un côté de l'eau minérale tempérée, de l'autre de l'eau minérale chaude, dont les quantités sont réglées d'une manière très-exacte, à l'aide de deux robinets. On peut ainsi donner des douches à toutes températures. Des tubes en caoutchouc permettent de diriger la douche sur toutes les parties du corps.

Les douches descendantes, dont le jet est volumineux, sont un des moyens dérivatifs les plus puissants que possèdent les établissements thermaux. A la stimulation minérale et thermale vient s'ajouter une percussion d'autant plus violente, que l'eau tombe de plus haut et par une ouverture plus large. Des appareils spéciaux peuvent être ajustés à la boule, ils servent à diminuer à volonté la hauteur de la chute et à transformer le jet unique en une douche en arrosoir qui frappe avec beaucoup moins de violence.

La douche minérale chaude est opposée avec succès aux douleurs et aux paralysies de cause rhumatismale qui se sont fixées depuis longtemps sur un nerf ou un muscle. Il est rare qu'on puisse les continuer pendant plus de douze à quinze minutes.

Les douches tempérées, dont la durée est de quinze à vingt minutes, servent à combattre les engorgements consécutifs aux entorses, aux luxations et aux fractures; les tumeurs blanches indolentes, les affections

---

(1) On s'occupe en ce moment de construire douze cabinets à douches qui seront annexés à la galerie des dames.

rachitiques, les hémiplégies incomplètes et les paralysies partielles qui ne sont pas compliquées de ramollissement du cerveau.

Toutes les fois que la maladie est de nature rhumatismale, rachitique ou scrofuleuse, nous engageons nos malades à prendre un bain à la suite de la douche.

Douches ascendantes et injections.

Un cabinet est réservé dans chaque galerie aux douches ascendantes. Ces remèdes qui sont conseillés aux personnes sujettes à la constipation doivent être pris avec beaucoup de précaution et de prudence. Les malades feront bien de n'avoir recours à l'usage de ce moyen qu'après avoir consulté leur médecin.

Les injections d'eau minérale tempérée de Royat peuvent être administrées aux personnes atteintes de leucorrhées atoniques ou d'engorgements mous et indolents de l'utérus; elles doivent être faites pendant la durée du bain frais ou tempéré, à l'aide d'une canule à olive, en gomme élastique, ajustée à l'extrémité du tube flexible d'un clyso à pression. Elles ne doivent pas être continuées pendant plus de dix minutes. Si elles déterminent de la douleur ou une chaleur extraordinaire, il faut les remplacer par des injections calmantes et émollientes.

Salles d'aspiration.

Les salles d'aspiration de la Basse-Auvergne sont de

puissants moyens thérapeutiques qui agissent en même temps sur le tégument externe et sur les muqueuses buccale et pulmonaire; ce sont de véritables *sudatorium* qui diffèrent très-peu des étuves humides des anciens. Il résulte, en effet, des expériences que nous avons faites à Royat et de celles qui ont été tentées au Mont-d'Or, que les sels de l'eau minérale restent dans le générateur, et que l'eau vaporisée et les gaz dissous sont à peu près les seuls éléments qui viennent s'ajouter à l'air renfermé dans les salles d'aspiration, qu'on pourrait tout aussi bien désigner sous les noms de salles de transpiration et de fumigation (1).

Lorsque la salle est remplie de vapeurs, on éprouve, en entrant, un peu de gêne de la respiration qui disparaît quand on se baisse, ou lorsqu'on se place à côté de la muraille et aussi loin que possible du tuyau par lequel arrive l'eau vaporisée.

Si l'on passe la langue sur les lèvres après un séjour d'une demi-heure dans l'atmosphère de cette salle, on perçoit une saveur légèrement acidule qui rappelle le goût du bicarbonate de soude.

En étudiant avec soin : 1º. la composition des vapeurs qui alimentent les salles d'aspiration; 2º. la composition de l'air de ces mêmes salles, on arrive aux résultats suivants : l'air respirable forme à peu près les 14[15e de l'atmosphère renfermée dans le *sudatorium* de Royat ; la

---

(1) Les salles d'aspiration de Royat et du Mont-d'Or, ne ressemblent en rien aux *vaporarium* ou salles d'aspiration des établissements des Pyrénées, ce sont des remèdes bien plus puissants et plus efficaces que ces derniers.

proportion de l'acide carbonique provenant de l'eau minérale et des bicarbonates qu'elle tient en dissolution est très-minime ; mais comme l'air expiré par les malades ajoute aussi un peu d'air méphitique, il est indispensable d'ouvrir la croisée de la salle toutes les deux heures. Enfin, nous avons constaté la présence d'une petite proportion de matière organique qui reste unie à la vapeur de l'eau minérale.

Au moment où l'eau minérale vaporisée pénètre dans le *sudatorium*, l'air est trop frais pour que les malades puissent s'exposer à son action ; mais bientôt il s'échauffe en s'emparant du calorique de la vapeur d'eau qui se liquéfie et tombe sur le sol. Au bout de quelques instants, les températures des diverses couches de l'atmosphère deviennent constantes.

La vapeur de l'eau minérale, au moment où elle se dégage du tuyau qui la conduit dans la salle d'aspiration, marque ordinairement $+ 75^9$ à $+ 80^o$ centigrades (1). A sa sortie du conduit dont l'ouverture est au niveau du sol, elle est reçue dans un chapiteau métallique dont les parois latérales sont percées de trous. La vapeur arrêtée dans sa marche ascensionnelle s'échappe en divergeant et se mêle à l'air ; mais elle tend toujours à monter vers la voûte. Il en résulte que les couches les plus élevées sont plus chaudes et contiennent plus de vapeur d'eau que les couches inférieures. Ce fait est démontré par les expériences suivantes :

(1) La vapeur dans la chaudière est soumise à la pression de 2 à 3 athmosphères.

Si l'on place un thermomètre centigrade au niveau de la tête des personnes qui sont assises sur les chaises inférieures, il marque. . . . . $+ 30°$ à $+ 31°$

Au deuxième étage. . . . . $+ 35°$ à $+ 36°$

Au troisième étage. . . . . $+ 38°$ à $+ 40°$

Cette température plus élevée des couches supérieures, doit engager les malades à entrer dans la salle d'aspiration avec de bonnes chaussures et des bas de laine, afin d'éviter le refroidissement des pieds et le refoulement du sang vers la tête.

Tous les bons observateurs savent parfaitement que le même degré de chaleur et d'humidité affecte d'une manière différente la peau et les muqueuses des divers individus. En permettant de varier les degrés de chaleur dans la même salle, on donne à tous les malades la possibilité de trouver la température qui convient le mieux à leur idiosyncrasie.

L'air chaud des salles d'aspiration, mêlé à une proportion minime d'acide carbonique et de matière organique, et à une certaine quantité de vapeur d'eau, pénètre dans les cavités nasales et buccales, et arrive dans le pharynx, le larynx et les bronches; il agit sur la muqueuse qui les tapisse à la manière des stimulants. Mais, indépendamment de cette action intérieure, il en est une autre qui est tout aussi puissante et qui s'exerce sur la peau. Cette membrane, fortement chauffée, devient le siége d'une congestion sanguine qui est suivie d'une sueur plus ou moins abondante, dont l'effet dérivatif est incontestable. Un peu de faiblesse générale et de soif accompagne ou suit presque toujours les transpirations provoquées par la salle d'aspiration.

Une boisson adoucissante doit être administrée aux malades que la soif tourmente et qui ont fait d'abondantes déperditions.

Un vestiaire chauffé précède la salle d'aspiration; les malades doivent y laisser leurs vêtements. Après s'être enveloppés dans un peignoir de molleton ou de flanelle forte, ils vont respirer la vapeur de l'eau minérale dans laquelle ils peuvent séjourner une demi-heure à une heure. Ils montent d'étage en étage, jusqu'à ce qu'ils aient atteint le degré de chaleur qui leur convient le mieux; ils doivent descendre d'un ou de deux étages, s'il survient de l'oppression ou de la céphalalgie. Des lotions d'eau froide, faites sur le front et le reste du visage, suffisent quelquefois pour faire cesser le mal de tête.

S'il survient des menaces de syncopes, il faut sortir immédiatement de la salle. Au bout d'une demi-heure à une heure, les malades échangent leur peignoir humide contre un peignoir en laine, chauffé, et ils rentrent dans le vestiaire, où ils transpirent pendant deux ou trois quarts d'heure; puis ils se sèchent avec des serviettes chaudes, s'habillent et vont se coucher dans un lit préalablement bassiné.

Les salles d'aspiration prescrites en même temps que les eaux prises en boisson, à dose modérée, agissent d'une manière puissante dans les phlegmasies chroniques des muqueuses nasale, pharyngienne et pulmonaire; elles guérissent ou améliorent, d'une manière rapide et presque constante, les maux de gorge, les coryza, les catarrhes pulmonaires et les asthmes humides; nous les avons également prescrites avec succès dans les rhumatismes invétérés. Elles ont, en outre, l'avantage de rendre les personnes faibles de complexion, qui les prennent avec persévérance, moins sensibles à l'action des rhumes de toutes espèces.

Douches et bains de vapeur.

Les cabinets à douche sont munis d'appareils qui retiennent les gouttelettes d'eau minérale mécaniquement entraînée par le courant, et de tubes mobiles à l'aide desquels on dirige la vapeur sur la partie souffrante.

Ces cabinets servent encore à donner des bains de vapeurs et des fumigations. On prescrit les bains et les douches de vapeurs aux personnes atteintes de rhumatismes invétérés ou chez lesquelles les bains et les douches d'eau minérale ont été inefficaces.

SOINS HYGIÉNIQUES.

Lorsque nous avons étudié comparativement les effets des eaux de Royat chez les habitants de Clermont et chez les étrangers qui viennent s'établir au voisinage de l'Etablissement thermal, nous avons remarqué que ces derniers obtenaient des guérisons et des améliorations plus constantes que les premiers, surtout parmi les

4

malades atteints de rhumatismes ou d'affections diverses des bronches ou des poumons.

Nous avons dû, tout naturellement, chercher à nous rendre compte de ces différences. Voici quel a été le résultat de nos investigations :

Les personnes qui sont logées près de l'Etablissement sont uniquement occupées du rétablissement de leur santé ; à la sortie du bain, des douches ou des salles d'aspiration, elles vont se coucher pendant une heure, elles se soumettent à une alimentation convenable, et la seconde moitié du jour est consacrée à des promenades en plein air.

Les malades qui habitent Clermont sortent des cabinets à bains pour monter dans un char à bancs, incomplétement couvert, dans lequel ils sont exposés aux courants d'air, à la pluie ou à la poussière. De retour chez eux, ils reprennent leurs occupations, ils circulent dans des rues humides et suppriment la transpiration que le bain tendait à provoquer. On comprend, d'après cela, pourquoi les effets produits sont différents.

Si les baigneurs sont obligés d'habiter Clermont, il faut qu'en sortant des douches, des bains chauds ou des salles d'aspiration, ils séjournent, au moins pendant une heure, dans les vestiaires ou le salon d'attente; qu'ils soient munis de manteaux dont ils pourront se vêtir quand l'air sera froid et humide, et qu'ils imposent aux loueurs d'omnibus l'obligation de les ramener dans des voitures fermées. Après leur retour chez eux, ils devront en outre éviter les courants d'air, les refroidissements et les rues humides. S'ils agissent autrement, ils rendront leur traitement inefficace.

La promenade en plein air, un régime doux en même temps que réparateur, composé de viandes de boucherie et de volailles, de légumes verts cuits, de fruits cuits, d'œufs frais, de soupes et de potages, doit être exactement suivi par les buveurs d'eau. Les repas auront lieu toujours aux mêmes heures.

Les viandes de cochon, les pâtisseries, les salades, les sauces épicées, les salaisons et les fruits crus sont interdits.

CONTRE-INDICATIONS.

Les personnes ignorantes croient et assurent que les eaux minérales, *si elles ne font pas de bien, ne font pas de mal*. C'est là une grave erreur. Tout liquide médicamenteux contenant, par litre, plusieurs grammes de sels stimulants, toniques et ferrugineux, doit exercer une action quelconque. Cette action est utile, si la personne qui en fait usage a besoin d'être fortifiée ; elle peut être nuisible, si le patient est atteint d'une maladie qui exige l'emploi des émollients et des antiphlogistiques.

Il est très-vrai que les eaux minérales de Royat, qui sont d'une force moyenne et dont la chaleur naturelle convient parfaitement pour la préparation des bains tempérés, sont applicables au plus grand nombre des individus ; il est très-vrai que, administrées aux habitants des grandes villes, auxquels les toniques et les forti-

fiants sont si souvent nécessaires, elles réussissent dans
la grande majorité des cas ; mais il ne faut pas transformer cette règle générale en une règle absolue. Ainsi,
les sujets très-nerveux ou dont la peau est fort irrita-
ble, peuvent se mal trouver de l'emploi des bains
préparés avec de l'eau minérale de Royat pure ; il est
nécessaire, dans ce cas, d'ajouter, dans la baignoire,
une égale quantité d'eau douce réchauffée. Ce mélange a été impossible jusqu'à présent ; mais nous
espérons que l'année prochaine des appareils convenables conduiront de l'eau de fontaine chauffée, dans
les bâtiments annexes où l'on donne des douches minérales.

Signalons maintenant les circonstances qui doivent
engager les buveurs à cesser l'usage des eaux thermales de Royat : Si le creux de l'estomac devient le siége
d'une sensation de gêne ou de pesanteur, d'une chaleur
incommode ; si la soif est vive, l'appétit diminué ; si la
bouche devient mauvaise, la langue blanche et sabur-
rale, ou si la fièvre se manifeste, l'emploi de ce remède
peut devenir nuisible, il faut y renoncer. Il est même
nécessaire de combattre les effets de cette espèce de fièvre minérale, en prescrivant des boissons délayantes et
des bains adoucissants.

Voici d'autres indications qui sont encore plus impor-
tantes :

On devra interdire les eaux de Royat, et même les
bains, aux individus affectés de cancer des viscères
intérieurs, d'anévrysmes graves du cœur, de rétrécis-
sements des orifices de cet organe, de ramollissements

du cerveau ou de la moëlle épinière , ou de prédisposition aux hémorrhagies actives.

Nous défendons encore les eaux et les bains de Royat aux personnes qui ont de la fièvre, quelle que soit la cause qui la provoque ou l'entretienne.

Les bains pris sans les eaux ont aussi, mais rarement, des inconvénients que nous allons indiquer. Un petit nombre de malades se plaignent de ressentir, à la suite de l'immersion dans l'eau thermale, une agitation et un malaise qui peuvent devenir une cause d'insomnie. Dans ce cas, il est indispensable de mitiger, ainsi que nous en avons déjà fait la remarque, le bain avec de l'eau douce ; et si ce moyen échoue, les bains minéraux doivent être défendus.

Il faut bien se garder de ranger parmi les contreindications l'agravation des douleurs rhumatismales qui survient pendant la première semaine du traitement ; elles sont fréquemment un indice de guérison.

ACTION DES AGENTS HYGIÉNIQUES, RÉCIDIVES.

Un air pur, une nourriture saine , un exercice salutaire, une vie nouvelle pleine d'activité et de distractions ; telles sont les conditions qui agissent incessamment sur les personnes qui abandonnent les grandes villes pour venir habiter le voisinage des établissements thermaux. Certes on ne peut nier l'action puissante de ces modificateurs hygiéniques ; mais tout en tenant compte de ces causes de guérison, nous croyons qu'il faut aussi faire une large part à l'action bienfaisante des eaux et des bains.

A ceux qui ont refusé toute espèce d'efficacité aux eaux thermales et minérales, nous dirons : « Nos fontaines acidules, ferrugineuses et salines sont non-seulement utiles aux étrangers, mais encore aux habitants des villes et des villages de l'Auvergne, aux paysans qui sont restés dans leurs chaumières, aux montagnards qui n'ont rien changé à leur nourriture et à leurs occupations; les eaux et les bains sont le seul élément thérapeutique qui ait agi, vous ne pouvez nier leurs bons effets dans cette circonstance. »

D'autres détracteurs leur ont fait le reproche de ne pas empêcher les récidives ; ces attaques sont tout aussi mal fondées. A leur retour chez eux, les malades s'exposent de nouveau aux influences qui avaient occasionné leurs premières souffrances, une récidive a lieu. Est-il raisonnable d'exiger que les eaux mettent à l'abri d'une maladie nouvelle rebâtie, pour ainsi dire, de toutes pièces ? Si les baigneurs et les buveurs d'eau veulent que leur guérison soit définitive, il faut qu'ils cessent de s'exposer aux causes qui avaient déterminé leurs infirmités et leurs maladies; il faut, en outre, qu'ils se soumettent, pendant plusieurs années consécutives, à l'action des eaux et des bains d'eau minérale, qui les ont soulagés.

RÈGLEMENT

DE POLICE MÉDICALE

DE

L'ÉTABLISSEMENT THERMAL DE ROYAT.

———————◆◆◆———————

Nous, préfet du département du Puy-de-Dôme,

Vu l'arrêté ministériel du 15 décembre 1843, qui autorise l'exploitation des eaux minérales de Royat; l'ordonnance du 18 juin 1833, et l'instruction ministérielle du 5 juillet suivant; la vente faite par les hospices de Clermont à la commune de Royat, le 1er avril 1846, avec réserve de l'usage gratuit des eaux et des bains en faveur d'un certain nombre de malades envoyés par la commission administrative des hospices; le bail à ferme consenti par la commune de Royat, le 22 décembre 1850, en faveur de MM. Buchetti-Zani et Lhuer, complété le 29 juin 1852 et approuvé par le préfet le 1er juillet de la même année;

Vu l'arrêté préfectoral, du 25 mai 1852, portant nomination d'un médecin-inspecteur des eaux de Royat;

Vu les propositions et avis du médecin-inspecteur des eaux, du conseil municipal de Royat, de la commission administrative des hospices de Clermont et des fermiers de l'établissement ;

Vu le décret du 25 mars 1852 ;

Considérant qu'il importe que les nombreux malades qui se rendent aux eaux de Royat, y trouvent les soins, l'ordre, la tranquillité et la sécurité qu'exige leur position ;

ARRÊTONS :

ART. 1er.

La police médicale de l'établissement thermal de Royat est dévolue, sous notre surveillance, à M. le médecin-inspecteur.

En conséquence, l'inspecteur assure toutes les parties du service médical ; il veille à la conservation des sources minérales, et prescrit toutes les mesures qui intéressent la santé publique. Il fait dans ce but, aux fermiers-régisseurs et à l'administration municipale de la commune de Royat, toutes les observations ou propositions qu'il juge convenables. Il peut, au besoin, nous adresser un rapport sur les abus qui seront venus à sa connaissance et nous signaler les améliorations et réparations qui lui paraîtraient nécessaires pour la conservation des sources et l'assainissement de l'établissement. Il sera statué par nous sur ces propositions.

Art. 2.

En cas d'empêchement, le médecin-inspecteur, après avoir pris l'avis de l'administration municipale de Royat et des fermiers-régisseurs, pourra se faire remplacer, momentanément, par un docteur médecin, dont le choix sera soumis à notre approbation.

Art. 3.

Le médecin-inspecteur tient un registre où sont inscrits les noms ou les initiales, l'âge, l'habitation et la maladie des personnes dont il dirige le traitement. Il ne peut rien exiger des malades auxquels il ne donne pas des soins particuliers.

Il soigne gratuitement les militaires, soldats et sous-officiers, ainsi que les indigents.

Art. 4.

Il surveille la distribution des eaux et des bains, l'usage qui en est fait par les malades, sans néanmoins pouvoir mettre obstacle à la liberté qu'ont ces derniers, de suivre les prescriptions de leurs propres médecins qui, sur la demande de leurs clients, ont le droit de les accompagner dans l'intérieur de l'établissement thermal.

ART. 5.

Les personnes qui veulent prendre les bains ou les douches doivent en prévenir le médecin-inspecteur ou les fermiers-régisseurs qui assignent les heures auxquelles ces bains ou douches seront administrés. Dans tous les cas, le choix des heures sera soumis à l'approbation de l'inspecteur.

Hors les cas où le service serait accidentellement retardé, chacun des abonnés doit se baigner à son heure accoutumée, à l'exclusion de toute préférence.

ART. 6.

La durée des bains est d'une heure, et celle des douches de quinze à vingt minutes, toutes les fois que le médecin ne fait pas mention de cette circonstance.

ART. 7.

Les malades doivent être pourvus de peignoirs en grosse toile ou en flanelle. Il est expressément défendu de laisser deux personnes se baigner en même temps dans une baignoire.

ART. 8.

Les fermiers-régisseurs devront tenir un registre sur lequel seront consignés le nom de chaque abonné, son pays, son adresse, le nom du médecin traitant, l'heure du bain ou de la douche, le nombre de cartes qui lui ont été délivrées. Le médecin-inspecteur pourra se faire représenter ce registre, quand il le jugera nécessaire.

L'heure des bains, une fois assignée, ne pourra être changée que sur un ordre écrit de l'inspecteur.

Tous les matins les fermiers-régisseurs remettront au médecin-inspecteur une note indiquant les heures qui sont devenues libres par suite de la cessation des abonnements.

ART. 9.

Les fermiers-régisseurs pourront délivrer directement des cartes d'abonnement ou des cartes isolées aux malades qui seront porteurs d'une ordonnance signée par un docteur en médecine. Ces ordonnances seront conservées.

Les malades qui ne seront pas munis de l'ordonnance ci-dessus devront s'adresser au médecin-inspecteur, qui leur indiquera l'heure à laquelle ils seront admis à se baigner.

Ce dernier article n'est point applicable aux personnes qui prennent accidentellement un bain dans l'établissement thermal.

ART. 10.

Les habitants de Royat, qui ont droit à l'usage gratuit des eaux, devront être porteurs d'un certificat du maire, énonçant qu'ils appartiennent à cette commune. Ils présenteront ce certificat au médecin-inspecteur ou aux fermiers-régisseurs.

Les malades des hospices de Clermont devront être munis d'un certificat de maladie, signé par l'un des médecins de ces établissements et contre-signé par l'un des administrateurs.

Les heures des bains dus aux habitants de Royat seront fixées par le médecin-inspecteur, pendant la saison des eaux ; pendant le reste de l'année, elles seront déterminées par le maire de Royat, de concert avec les fermiers-régisseurs.

Les heures des bains réservés aux malades des hospices seront fixées par le médecin-inspecteur, de concert avec la commission administrative des hospices.

ART. 11.

Les malades qui auront des cartes de reste ne pourront exiger qu'elles soient reprises par les fermiers-régisseurs qu'autant qu'ils remettront à ces derniers un ordre écrit et motivé du médecin-inspecteur.

ART. 12.

Les cartes de bains de baignoires, de douches, de bains de piscines seront de couleurs différentes.

Art. 13.

Lorsque le service le permettra, et sur la demande de l'inspecteur, les fermiers-régisseurs donneront gratuitement des bains de piscine aux indigents. Ces derniers devront remettre préalablement à l'inspecteur un certificat de maladie, signé par un docteur médecin, et un certificat d'indigence délivré par le maire de la commune qu'ils habitent.

Art. 14.

Les employés et gens de service seront proposés par les fermiers-régisseurs; ils seront nommés par nous, sur l'avis du médecin-inspecteur.

Ils sont placés sous la surveillance immédiate du médecin-inspecteur, qui peut les suspendre provisoirement, s'ils donnent lieu à des plaintes fondées. Il nous en sera immédiatement rendu compte, pour être statué définitivement à l'égard de ces employés.

Art. 15.

Les réclamations concernant le médecin-inspecteur nous seront transmises par le maire de la commune de Royat.

Art. 16.

Il est défendu aux personnes étrangères d'entrer sans autorisation dans l'établissement thermal pendant les heures de service.

Art. 17.

Les rétributions à percevoir pour la délivrance des eaux minérales ou l'administration des bains et douches sont réglées conformément au tarif qui suit :

Bain de baignoire (un seul).............	» f.	75 c.
Bain de piscine......................	»	50
Douche.............................	»	50
Douche avec bain en baignoire.......	1	25
Douche avec bain en piscine.........	1	»
Eau prise en boisson, pour chaque buveur...............................	»	05
Un litre d'eau, bouché et goudronné, avec le cachet de l'établissement, le verre non compris.......................	»	15
Location d'un peignoir.............	»	15
Location d'une serviette...........	»	05

Art. 18.

Il ne sera sous aucun prétexte, exigé ou perçu des prix supérieurs à ceux portés dans le tarif qui précède.

ART. 19.

Le présent règlement sera imprimé, en placard, aux frais des fermiers-régisseurs; il restera affiché en permanence dans les lieux les plus apparents de l'intérieur de l'établissement.

Fait à Clermont-Ferrand, le 24 juin 1853.

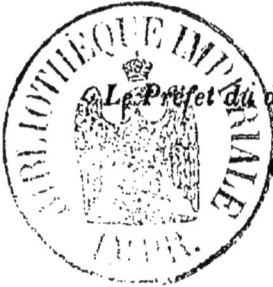

Le Préfet du département du Puy-de-Dôme,

Cte **DE PREISSAC.**

Clermont, imp. Thibaud-Landriot frères.